PUÉRICULTURE

PAR

Edgar GROSJEAN

Lauréat de l'Ecole de médecine de Reims, Membre correspondant et Lauréat
de la Société académique de la Marne,
Lauréat de la Société protectrice de l'Enfance de Lyon,
Médecin de la Direction municipale des nourrices de la ville de Paris à Montmirail (Marne).

Ce n'est pas tout de donner le jour
il faut donner la vie.

A. Dumas fils.

MONTMIRAIL

Imprimerie PÉRIN-LEGROS

1873

PUÉRICULTURE

PUÉRICULTURE

PAR

Edgar GROSJEAN

Lauréat de l'École de médecine de Reims, Membre correspondant et Lauréat
de la Société académique de la Marne,
Lauréat de la Société protectrice de l'Enfance de Lyon,
Médecin de la Direction municipale des nourrices de la ville de Paris à Montmirail (Marne).

Ce n'est pas tout de donner le jour
il faut donner la vie.

A. Demas fils.

MONTMIRAIL

Imprimerie PÉRIN-LEGROS

1873

Mémoire couronné par la Société protectrice de l'Enfance de Lyon, dans sa séance générale du 16 mars 1873.

Des causes qui peuvent mettre les mères dans l'impossibilité d'allaiter leurs enfants et des meilleurs moyens de suppléer alors à l'allaitement maternel.

Quæ lactat mater magis quam quæ genuit.

INTRODUCTION

En plaçant cette épigraphe en tête des pages destinées à répondre à la question posée par la Société protectrice de l'Enfance, de Lyon, nous avons voulu prouver l'importance extrême que nous attachons à l'allaitement de l'enfant par sa mère. Il faut qu'il se présente des impossibilités bien réelles et bien sérieuses pour que la mère soit déchargée du devoir et privée du bonheur d'allaiter son enfant. Il faut que toutes les mères, quelle que soit leur position sociale ou pécuniaire, sachent bien que l'allaitement maternel agit non-seulement sur le physique de l'enfant, mais encore sur son cœur.

II

Naturellement, machinalement, dirons-nous, à cause des peines, des tourments, des fatigues qu'elle supporte, la mère s'attache à l'enfant qu'elle nourrit. Mais aussi, comme elle est payée de retour! Comme le petit être reconnaît bien celle qui lui donne le sein! Comme ses yeux brillent à son approche! Comme son sourire est doux! Comme ses petits bras se tendent! La mamelle, gonflée de lait, n'a pas encore paru, que déjà le baby exprime sa joie et son bonheur. Puis, quand les premières manifestations intellectuelles de la reconnaissance germent dans son cerveau, comme il les prodigue à sa nourrice! Comme il lui marque sa préférence sur tous ceux qui l'entourent! Quel est le premier mot qu'il prononce en bégayant et qui fait oublier tant de peines, de larmes et d'insomnies? C'est ma-man. Elles ne savent pas la somme de bonheur contenue dans ces deux syllabes, s'échappant avec douceur des lèvres roses de l'enfant, celles-là qui, sous des prétextes futiles, abandonnent à des mercenaires le soin d'allaiter leurs enfants.

Avec le temps, cette affection ne fait que s'accroître. Qui de nous n'a pas été témoin de ce spectacle si souvent renouvelé? La mère arrive chez la nourrice pour reprendre l'enfant éloigné du toit paternel depuis le moment de sa naissance; la mère prodigue les friandises et les jouets; la mère hasarde même quelques caresses; mais l'enfant, dédaignant ce qui fait habituellement l'objet de ses désirs, se tourne vers le sein qui l'a nourri, il ne veut pas quitter celle qui fut vraiment sa mère jusque-là ; la mère étonnée et jalouse de tant d'attachement, est obligée d'employer la violence pour arracher *son* enfant des bras de la nourrice.

Si toutes les mères étaient bien persuadées que pour elles et pour leurs enfants, elles ont tout intérêt à nourrir, nous verrions certainement plus de mères-nourrices. Car la proportion des mères qui se trouvent dans l'impossibilité d'allaiter, est loin d'être aussi forte qu'on pourrait le croire au premier abord. A la vérité, les raisons qui empêchent l'allaitement sont nombreuses, mais elles se présentent assez rarement, si on ne veut considérer que les causes sérieuses.

Bien souvent la fatigue, une douleur légère, l'insomnie attendent les nourrices, mais comme le dit M. P. Laurain : *Il faut que la mère soit soutenue dans cette tâche par le sentiment du devoir qui vient puissamment en aide aux défaillances de l'instinct.*

Etant admis ce principe, que toute mère doit nourrir son enfant, nous allons étudier *les causes qui peuvent mettre les mères dans l'impossibilité d'allaiter leurs enfants.* Puis, lorsque nous aurons bien spécifié ces causes, nous rechercherons *les meilleurs moyens de suppléer à l'allaitement maternel.* Enfin, dans une troisième partie, nous indiquerons la manière de mettre en pratique les mesures que nous proposons.

LIVRE PREMIER

Nous devons examiner les causes qui peuvent empêcher l'allaitement au point de vue de la mère et au point de vue de l'enfant ; autrement dit, les causes qui empêchent l'allaitement, viennent-elles de la mère ou bien viennent-elles de l'enfant ?

CHAPITRE PREMIER

Obstacles à l'allaitement venant de la mère.
Nous pouvons facilement diviser les causes qui font obstacle à l'allaitement chez la mère, en deux classes bien distinctes :
1° Causes tenant à la position sociale de la femme ;
2° Causes tenant à la maladie.

1° POSITION SOCIALE DE LA MÈRE

Les différentes raisons tenant à la position sociale de la femme qui peuvent la mettre dans l'impossibilité de nourrir, doivent être examinées dans les trois classes différentes de la société :

A. Classe riche ;

B. Classe aisée ;

C. Classe pauvre.

A. — Dans cette classe, nous comprenons les mères qui prétendent que leurs devoirs de maîtresse de maison, la nécessité où elles se trouvent d'assister aux réceptions, fêtes, bals, réunions de toutes espèces, les empêchent de nourrir leurs enfants. Ces femmes allèguent — et elles ont raison à leur point de vue, — que leur position dans le monde nécessitant des absences prolongées, des voyages fréquents, des fatigues corporelles et intellectuelles, leur lait ne pourrait être que défavorable à l'enfant.

Que répondre à un tel oubli des devoirs de la mère ? Comment défendre les droits de l'enfant ? Le plus souvent, il n'y a qu'à courber la tête et à employer les moyens que nous indiquerons bientôt pour remplacer la mère, si, toutefois, on peut donner ce nom à la femme qui sacrifie aux exigences de sa position le premier et le principal devoir de la maternité. Cependant, avant de s'incliner devant ces obstacles volontaires que l'habitude et les usages ont classé dans *les causes qui peuvent mettre les mères dans l'impossibilité d'allaiter*, nous voulons que tous les membres des Sociétés protectrices de l'Enfance protestent par leur exemple ; il faut que, surtout dans les classes élevées de la société française, les dames qui se sont enrôlées sous la bannière de la

Société protectrice de l'Enfance, commencent par nourrir elles-mêmes leurs enfants. Il faut que tous les hommes, jeunes gens et vieillards, par leurs soins, leurs attentions, leur amabilité et leur complaisance près des mères-nourrices, prouvent à ces dernières qu'ils estiment, qu'ils admirent tout particulièrement celles qui — chose triste à dire — ont le courage de remplir leur devoir. Pourquoi donc n'essaierait-on pas de gagner à notre cause la plus belle moitié du genre humain par l'un de ses plus charmants défauts ? Pourquoi les mères-nourrices n'auraient-elles pas seules le droit de porter telle coiffure, tel ornement, tel vêtement. Cette question est assez sérieuse au point de vue patriotique, pour que le législateur y consacre quelques instants. D'ailleurs, ce ne serait pas la première fois que ce sujet d'étude occuperait l'attention des hommes d'Etat ; hier encore, nous lisions dans un *Chapitre de l'Histoire de la Hollande* (1) que le roi Louis imagina de récompenser les *mères nourrissant elles-mêmes leurs enfants*, en « décrétant que seules les « mères-nourrices auraient désormais le droit d'orner « leur tête d'un certain bijou assez original qui fait partie « du costume local et que les femmes du pays portent « sur le front, à la Sévigné. »

B. — Dans la classe aisée, on trouve les devoirs de la maternité remplis avec plus d'exactitude que dans la classe riche. Nous rangeons dans cette seconde catégorie, la femme jouissant d'une certaine aisance, et pouvant employer à son gré la plus grande partie de son temps ; la femme du commerçant qui, à la vérité, surveille sa maison, mais peut promener ou faire promener son enfant, chaque jour, pendant quelques heures ; la femme de l'artiste, de

(1) *Revue des Deux-Mondes.* — Albert Réville.

l'avocat, du médecin ; la femme appartenant à la classe innombrable des employés dans les différentes branches du commerce et de l'industrie. Comment ne pas protester de toutes ses forces contre la sotte habitude, contre la mode qui exige que, pour imiter les femmes des classes supérieures, ces dames ne nourrissent pas elles-mêmes, et se décident à traîner à leur suite une nourrice mercenaire, cause de dépenses et d'ennuis infinis? Plus souvent encore, n'envoient-elles pas leurs enfants loin de leur domicile, au milieu d'une famille dont elles ne connaissent pas la moralité, dans les bras d'une nourrice plus ou moins saine, et avec des conditions hygiéniques souvent défectueuses (1). Certes, nous savons que l'allaitement d'un enfant ajoutera aux occupations de la mère, troublera son sommeil et la privera de quelques heures de liberté. Mais ici encore, ce qui paraît tout naturel à ces mères dénaturées, parce qu'elles voient tous ceux qui les entourent agir de la même façon, nous semble, à nous, un crime de lèse-humanité.

C'est surtout dans la classe commerçante des grandes villes qu'il est passé à l'état d'axiôme qu'une mère ne peut pas, et à cause de la profession du mari, ne doit pas nourrir son enfant. Aussi, ce sont surtout ces enfants des grandes cités qui peuplent les cimetières de nos villages.

(1) Je vois tous les jours un nourrisson parisien qui, depuis trois ans, est élevé dans une malheureuse famille de la localité que j'habite. Le père, la mère et les quatre enfants reçoivent de la charité publique, nourriture et vêtements. Le duc de Larochefoucault-Liancourt a permis au père de couper dans ses forêts le bois nécessaire pour la construction d'une hutte placée au milieu des champs. C'est dans ce réduit digne des steppes de la Russie, que couchent et mangent un homme presque complètement sourd, une femme et quatre enfants — deux garçons atteints tous deux d'albinisme type, une fille et notre nourrisson. Il est évident qu'il a fallu à ce dernier une vigueur de constitution bien puissante, pour résister aux causes de destruction qui le menacent encore aujourd'hui.

C. — Dans la classe ouvrière des grandes villes, dans les centres industriels, il existe toute une classe de femmes que leur travail dans un atelier et le besoin de gagner le pain quotidien, empêchent d'allaiter. Il en est de même d'un certain nombre de femmes de la campagne que la misère, le manque de nourriture, la nécessité de fournir aux besoins d'une famille nombreuse force à abandonner leur propre enfant pour nourrir celui d'une autre mère plus fortunée. Dans ce cas, la mère peut tout au moins surveiller son enfant et lui donner les soins nécessaires ; mais le plus souvent, le petit être est abandonné à la merci d'un enfant plus âgé, d'une voisine ou d'une étrangère. Nous reconnaissons que, dans beaucoup de cas, les nécessités de la vie matérielle semblent une excuse valable à l'impossibilité dans laquelle se trouve la mère d'allaiter son enfant ; mais nous nous demandons si nous ne pourrions pas rejeter notre blâme sur la société tout entière. Il nous semble que la femme qui nourrit son enfant produit un instrument actif et profitable à tous; par conséquent, elle devrait recevoir de tous, les moyens de faire arriver son enfant au maximum du développement physique et intellectuel.

Nous devons encore nous occuper d'un certain nombre de mères — trop nombreuses, hélas! — qui se recrutent spécialement dans la classe pauvre, mais qui vivent trop souvent dans les conditions de bien-être des classes aisées. On a deviné que nous voulons parler de ces femmes qui, sortant du droit chemin de la vertu, ont laissé derrière elles tout esprit de devoir et d'abnégation. A Paris seulement, dans l'espace d'une année (1), 4,200 ont abandonné leurs enfants, lesquels ont été recueillis

(1) Archives de l'assistance publique de Paris, année 1869-1870.

par l'hospice des enfants assistés. Sur ce chiffre de 4,200, les servantes et les cuisinières comptent pour 1398. Viennent ensuite les couturières (917) et les journalières (418).

Pour toutes ces femmes, qui ne sont mères que par la gestation, le fruit de leur mauvaise conduite est une gêne, un embarras. La domestique séduite, sans ressources, sans logement et souvent abandonnée par son amant ; la prostituée vivant au jour le jour, dans une habitation qui n'est qu'un lieu de débauches, ne peuvent allaiter leurs enfants. Les unes, pour pouvoir le faire nourrir par des étrangers, — c'est le cas le plus rare, — doivent reprendre du service ou travailler toute la journée chez les particuliers, à l'atelier ou à l'usine ; les autres, arrivées au dernier degré de la démoralisation, doivent abandonner le pauvre innocent à la charité publique, pour continuer leur infâme métier. Pour la plupart de ces femmes, l'enfant qui vient de naître n'est qu'un accusateur de tous les jours, c'est un remords palpable qui leur rappelle leur faute ; aussi, on le repousse, on l'éloigne ; puis, un jour, avec un soupir de soulagement, la mère apprend que, plus tendre qu'elle-même, la mort a fait rentrer dans le repos éternel celui qui ne devait jamais en sortir.

Les raisons que nous venons d'énumérer pourraient, à première vue, ne pas être placées parmi *les causes qui peuvent mettre les mères dans l'impossibilité d'allaiter leurs enfants* ; cependant, nous avons pensé devoir en dire quelques mots, parce qu'elles ne manquent pas d'importance dans les habitudes journalières. Les *Sociétés protectrices de l'Enfance* sont des institutions pratiques qui doivent envisager les choses telles qu'elles sont et non pas telles qu'elles devraient être.

2° MALADIES DE LA MÈRE

La femme a senti celui qui naîtra bientôt donner les premiers signes de son existence ; elle a tressailli d'allégresse, comme la mère des saintes Ecritures ; elle est prête à tous les sacrifices ; à l'avance, elle renonce à tous les plaisirs, à toutes les distractions ; ses vêtements, sa nourriture, son sommeil, ses goûts, elle subordonne tout aux besoins, aux exigences de ce tyran qu'elle nourrit de son sang en attendant qu'elle puisse le nourrir de son lait.

Avant de prendre une décision définitive au point de vue de l'allaitement, elle doit consulter son médecin. Peut-elle et doit-elle nourrir ? Sa santé ne souffrira-t-elle pas de ce surcroît de fatigue ? L'enfant lui-même ne pâtira-t-il pas des différentes affections dont la mère peut être atteinte ?

C'est à cette question que nous allons répondre en examinant successivement toutes les maladies générales ou locales qui peuvent mettre les mères dans l'impossibilité d'allaiter leurs enfants.

Affections diathésiques. — La diathèse tuberculeuse se fait sentir sur l'enfant avant sa naissance ; en effet, « sur 115 cas de phthisie tuberculeuse, antérieure
« à la grossesse ou développée dans son cours, l'autre
« conjoint étant de bonne santé, 32 femmes étaient at-
« teintes des premiers symptômes ou prédisposées par
« l'hérédité, 7 ont eu ensemble 18 fausses couches, et
« ensemble elles ont enfanté 96 individus, dont 36 bien
« portants. Il y en a eu 60 plus ou moins tuberculeux,
« sur lesquels 22 sont morts avant 7 ans d'affection tu-
« berculeuse ; 92 de ces femmes étaient tuberculeuses

« au deuxième ou au troisième degré. Or, 24 ont eu 27
« fausses couches et 6 accouchements prématurés. En-
« semble, elles ont mis au monde 69 enfants, dont un
« quart (19) en bonne santé et 50 plus ou moins scrofu-
« leux, dont 21 morts de tubercules (1). »

Cette action du sang de la mère ne pourrait-elle se
continuer par l'action du lait? C'est, en effet, l'opinion
de quelques auteurs anciens. Mais l'école moderne, —
Becquerel et Vernois, — avec les instruments perfection-
nés qu'elle possède, a prouvé que le lait d'une mère
phthisique ne contenait réellement pas de granulations
tuberculeuses. Seulement Donné (2) a remarqué que ce
lait était chargé de globules très-petits, comme réduits
en poussière, nageant dans un liquide clair, séreux, peu
abondant. Ce liquide est relativement plus chargé de
parties solides, de caséum et de sucre, ce qui le rend
lourd et dangereux pour les enfants. Cette altération du
lait a ordinairement pour résultat d'amener chez l'enfant
l'irritation des voies digestives, la diarrhée, les coliques,
les vomissements, le muguët. L'assertion de J.-J. Rousseau, qui prétend que l'enfant ne peut pas avoir de nouveau mal à craindre du sang dont il a été formé, n'est
donc pas complètement vraie. Les troubles développés
par le lait sont la conséquence de la maladie de la
mère.

Il est donc bien certain que dans l'intérêt de son enfant,
la mère tuberculeuse ne doit pas nourrir ou tout au moins
ne doit allaiter que fort peu de temps. Du reste, la lactation ne peut produire qu'un mauvais effet sur la mère.
Malgré les faits avancés par le célèbre Morton, qui regar-

(1) L. Bourgeois. — *De l'influence de la maladie de la femme pendant la grossesse, sur la santé de l'enfant,* Paris, 1862.
(2) Donné. — *Cours de microscopie,* 1844.

dait l'allaitement comme un préservatif ou tout au moins comme une cause d'arrêt de développement de la phthisie; on conseille maintenant aux tuberculeuses de ne plus nourrir. Tout au plus, pour éviter les accidents qui se manifesteraient pendant les suites de couches, peut-on conseiller la lactation pendant cinq ou six semaines. Si elle se prolonge, la mère éprouve des élancements dans la région dorsale, des picotements dans la poitrine; la toux et l'expectoration augmentent, l'affaiblissement fait des progrès, les sueurs nocturnes épuisent la malade qui finit par tomber dans le marasme.

Ce que nous venons de dire pour la phthisie peut s'appliquer à toutes les affections diathésiques : *cancer*, *scrofules*, même à ce genre de diathèses qui ne se manifestent que quelques années après la naissance de l'enfant, *hémorraphilie*, *herpétisme*, *goutte*, *asthme*.

La syphilis dont la mère est atteinte et dont l'enfant se ressentira tôt ou tard, est, au contraire, une raison qui doit décider la mère à nourrir son enfant. On aurait tout d'abord à craindre l'infection d'une autre nourrice saine, si l'enfant lui était confié ; mais ce qui doit surtout faire insister sur l'allaitement maternel, c'est qu'il sera alors très-facile de traiter l'enfant en administrant les médicaments à la mère.

Névroses. — Parmi les différentes maladies de la classe des névroses, l'épilepsie et la folie pourront seules empêcher l'allaitement. La vie des enfants serait trop exposée, pour qu'il y ait doute à ce sujet. Nous n'en dirons pas autant de l'hystérie. Lorsque les crises ne sont pas trop fortes et de courte durée, on pourra avec un peu de surveillance laisser allaiter ; on a vu souvent la lactation modérer la maladie ; Gardien cite même plusieurs faits de disparition complète du mal à la suite d'un allaitement prolongé.

Affections aiguës. — Les maladies aiguës doivent plus encore que les diathèses, empêcher la mère d'allaiter son enfant. Sur ce sujet, nous citerons textuellement quelques lignes empruntées à M. Bouchut : « On « trouve encore ici une altération unique correspondant « à des maladies très-différentes dans leur nature. Dans « ces circonstances si diverses, dans le cours de la gros- « sesse, dans la fièvre qui accompagne le phlegmon « de la mamelle, la pneumonie, l'entérite, etc., le lait, « diminué de quantité, appauvri dans ses globules, con- « centré dans ses parties solides, présente au microscope « des globules laiteux, petits, mal circonscrits, au milieu « desquels se trouvent un bon nombre de ces corps « granuleux propres au colostrum. L'influence de ce lait « sur les enfants se traduit encore par l'irritation des « voies digestives, par des coliques, par la diarrhée (1).

En traitant cette même question, Paul Lorain dit aussi (2) :

« L'allaitement prête à des considérations intéressantes « sur l'état puerpéral. Cet état qui est l'occasion du déve- « loppement d'une foule d'accidents graves, est comme « continué et prolongé par l'allaitement. C'est ainsi que « l'on voit le contact des enfants avec les mères, en cas « d'épidémie de fièvre puerpérale, entraîner pour ceux- « ci des accidents analogues ou même identiques à ceux « qui se produisent chez leurs mères. Les érysipèles, « l'infection purulente, cette espèce particulière de rhu- « matisme, qui devient facilement purulent et qui est « une des manifestations de l'état puerpéral, s'observent

(1) Bouchut. — *Hygiène de la première enfance*, 1866.
(2) *Dictionnaire de médecine et de chirurgie pratiques*, 1864.

« assez souvent chez les nourrices, même après 7 ou 8
« mois. »

Faut-il comprendre dans les contre-indications à l'allaitement une nouvelle grossesse et le retour des règles ?
Cazeaux, dans ces deux circonstances est très-explicite,
et conseille d'interrompre l'allaitement : « La grossesse
« survenant pendant l'allaitement est presque toujours
« une circonstance fâcheuse. Il est rare, en effet, qu'après
« quelques mois, la quantité de lait ne soit de beaucoup
« diminuée, ou qu'au moins il n'ait perdu une grande
« partie de ses propriétés nutritives. Le dépérissement de
« l'enfant en est presque toujours la conséquence......
« Pour ma part, je n'ai pas encore vu une seule femme
« dont l'enfant n'ait eu à souffrir.... Je n'hésite donc
« pas à considérer une grossesse comme incompatible
« avec un bon allaitement.... Il y a certaines modifica-
« tions du lait qui échappent à l'examen le plus minu-
« tieux et qui se révèlent pourtant par l'altération qu'elles
« produisent dans la santé de l'enfant. Ce qui se passe
« chez les animaux à l'époque du rut, dont le lait est
« alors bien différent de ce qu'il est à toute autre époque,
« devait faire pressentir ce qui arrive chez les femmes,
« dont les époques menstruelles offrent la plus grande
« analogie avec celles du rut. Voici ce que l'expérience
« apprend des nourrices qui ont leurs règles : quelques-
« unes souffrent de ces déperditions utérines qui, jointes
« à celles des mamelles, les jettent dans un état de fai-
« blesse et de marasme ; quelques autres voient leur
« lait diminuer en quantité, devenir plus séreux, et leur
« enfant maigrir, bien que leur santé générale ne pa-
« raisse pas sensiblement affectée.... Dans ces deux
« circonstances.... la mère doit cesser de nourrir (1) ».

(1) Cazeaux. — *Traité théorique et pratique de l'art des accouchements,* 1858.

Nous devons ajouter que tous les auteurs sont loin de trancher la question aussi nettement que Cazeaux le fait dans les lignes qui précèdent ; la plupart d'entre eux conseillent de ne suspendre l'allaitement que dans le cas où il y aurait dépérissement progressif soit chez la mère, soit chez l'enfant. Un simple dérangement momentané dans la santé de l'un ou de l'autre ne serait pas une cause suffisante pour suspendre l'allaitement.

Affections locales. — Les affections locales qui peuvent mettre les mères dans l'impossibilité de nourrir leur enfant, peuvent tenir à une maladie de la mamelle ou bien à une altération du lait.

1° *Maladies de la mamelle.* — L'absence du bout de sein ou son imperforation se présentent quelquefois ; il faut nécessairement, dans ce cas, avertir la mère et ne pas lui donner l'espoir qu'elle pourra allaiter. Il arrive aussi que le mamelon est dur, ne fait aucune saillie et même quelquefois est comme rentré dans l'épaisseur du sein. Chez d'autres femmes le mamelon, quoique saillant, manque de souplesse et ne peut s'allonger. Dans ce cas, surtout si l'enfant est faible et débile, on devra conseiller à la mère de ne pas nourrir. Il est inutile d'ajouter que l'on ne prendra cette détermination qu'après avoir essayé tous les moyens propres à rendre le bout du sein plus apte à être saisi par l'enfant ; (titillation du mamelon pendant les derniers mois de la grossesse ; puis, après l'accouchement, frictions légères et souvent répétées avec une liqueur tonique ou alcoolique ; succions avec les différentes espèces de suçoirs, les pompes aspirantes, et même avec la bouche de chiens nouveau-nés de grosse espèce, étuis de cire vierge, de caoutchouc, etc).

Les *érosions, excoriations, gerçures, fissures, crevasses,* sont des affections de même nature, s'étendant soit en superficie, soit en profondeur, sur tout le pourtour du mamelon. Ces maladies accidentelles arrivent en général dans les premiers jours de la lactation. Les excoriations et les ulcérations peu étendues sont en général assez facilement supportées par les femmes. Il n'en est pas de même des fissures et des crevasses qui déterminent des douleurs très-vives.

Malgré tout son désir d'allaiter, la mère voit arriver en tremblant le moment de donner le sein, et instinctivement elle recule à mesure que l'enfant approche. Au moment où il saisit le mamelon, elle pousse en général un cri et continue à gémir quelques minutes. Ordinairement, la douleur est moins vive après ces quelques instants : mais elle se renouvelle avec une affreuse angoisse chaque fois que l'enfant, après s'être reposé, recommence à téter. Les douleurs sont parfois si intolérables, qu'on voit les malheureuses mères mordre leurs draps pour ne pas crier, d'autres se tordre et même avoir quelques mouvements convulsifs.

L'irritation, dont les crevasses sont le siége, se propage très-souvent à la peau du mamelon, puis peu à peu à tous les tissus sous-jacents ; de là des abcès aréolaires, phlegmoneux ou glandulaires. D'autres fois, ces abcès sont causés par l'engorgement du sein, et la douleur est tellement forte qu'on a vu des femmes se décourager et ne plus donner à téter.

La cessation de l'allaitement est le remède par excellence de ces différentes affections ; c'est le devoir du médecin de le conseiller, quand, inutilement, il a essayé tous les moyens employés, souvent avec succès, pour combattre ces différents accidents. (Lotions au sulfate de cuivre ou de zinc, au nitrate d'argent. Pommade au précipité blanc, au calomel, au tannin. — Solutions balsamiques dans l'éther, le chloroforme, etc. — Applications sur le mamelon de baudruche, de collodion, de bouts de sein artificiels, etc.)

Il est des nourrices qui, malgré une bonne santé apparente, ne voient les seins se tuméfier et le lait apparaître que vers le cinquième ou le sixième jour, sans que rien puisse expliquer ce retard. Enfin, il est quelques femmes dont les forces sont tellement épuisées à la suite d'un travail prolongé, qu'il est indispensable de leur laisser deux ou trois jours de repos complet. Dans ces différentes circonstances, on devra confier l'enfant à une nourrice étrangère jusqu'à ce que la mère soit en état d'allaiter elle-même.

2° *Altérations du lait.* — Lorsque les débuts de l'allaitement ont été faciles et réguliers, il peut encore se manifester un peu plus tard des circonstances fâcheuses qui, toutes, ont pour résultat d'altérer : 1° *la quantité*, et : 2° *la qualité* du lait.

1° Les affections qui agissent sur la quantité du lait sont l'agalactie et la galactorrhée.

Il semble que dans l'agalactie, la nature ait laissé son œuvre incomplète. La quantité de lait fournie par la mère est insuffisante pour nourrir l'enfant ; quelquefois même le lait manque complètement. Dans ces deux cas, l'agalactie peut être primitive ou secondaire : *primitive*, quand après l'accouchement, les mamelles ne sont le siége d'aucun travail fluxionnaire ; *secondaire*, lorsque le lait, d'abord abondant, diminue considérablement ou même cesse complètement d'être secrété.

La mère qui nourrit doit, au moment de l'allaitement, éprouver cette sensation, connue sous le nom de montée du lait. Suivant que le lait est plus ou moins abondant, l'enfant fait des efforts considérables de succion et demande souvent le sein, ou bien, au contraire, il termine rapidement ses repas et se contente d'en faire un petit nombre par jour. Nathalis Guyot a indiqué un moyen certain de reconnaître si la quantité de lait prise par l'enfant est suffisante. On le pèse tout habillé avant et après chaque tétée. Son poids doit augmenter de 80 à 150 grammes après chaque repas. Au dessous de 80 grammes, la quantité de lait est insuffisante pour les besoins de la nutrition et si le fait se reproduit plusieurs fois de suite, la mère doit renoncer à l'allaitement.

La *galactorrhée* ou *galactirrhée* est une maladie qui consiste dans une sécrétion trop abondante de lait. Elle présente deux variétés très-importantes à distinguer dans le but que nous poursuivons.

Dans l'une, le lait conserve toutes ses qualités, il y a seulement une hypersécrétion de lait qui inonde la mère et arrive en telle quantité dans la bouche de l'enfant que ce dernier n'a pas le temps d'avaler et se voit menacé de suffocation.

Dans l'autre variété, le lait est séreux, sans consistance, s'écoulant continuellement. La pauvreté du lait est nuisible à l'enfant, mais la mère surtout est épuisée par ce *diabète mammaire*, comme l'appelle Cazeaux, et si cet état se prolonge, la mort peut arriver à la suite de la fièvre hectique. Dans ce cas, la mère doit sevrer, la galactorrhée disparait assez promptement, et la malade recouvre bientôt ses forces au moyen des toniques et des ferrugineux. Grisolle (1) dit qu'il est douteux « que le « flux de lait produise à lui seul les accidents d'étisie ;

(1) Grisolle. -- *Traité de pathologie interne*, 1857.

« presque toujours les symptômes de dépérissement se
« lient à la présence de tubercules dans les poumons. »
Telle n'est pas l'opinion du plus grand nombre des accou-
cheurs, presque tous sont d'accord pour affirmer que les
accidents d'étisie disparaissent presque certainement,
aussitôt le sevrage.

2° La mauvaise *qualité* du lait peut tenir à son peu de
consistance, ou bien au contraire, à un excès de richesse.
Ces deux altérations contraires peuvent toutes deux forcer
la mère à suspendre l'allaitement si les moyens employés
pour combattre ce genre d'affection ne réussissent pas.
On s'assurera de la qualité du lait par l'examen à l'œil
nu et par l'analyse microscopique et chimique. Différents
instruments ont été inventés pour mesurer la richesse du
lait, en entendant par ce mot, la proportion de beurre,
proportion qui, d'ailleurs, ne suit pas toujours celle de
la caséine. (Butyromètre de Lecomte, lactobutyromètre de
Marchand, crémomètre, lactoscope de Donné.) C'est l'in-
venteur de ce dernier instrument qui a le plus particulièrement fixé l'attention des savants (1) sur les modifica-
tions que pouvaient subir les éléments nutritifs du lait
et leur influence défavorable sur l'enfant.

Parmi les obstacles à l'allaitement, nous devons encore
citer l'extrême jeunesse de la mère, ou bien, au contraire,
un âge trop avancé ; ces deux raisons ne pouvant agir
que sur la quantité et la qualité du lait, retombent, en
conséquence, parmi les causes que nous venons d'énumérer.

Nous devons aussi tenir compte des naissances mul-
tiples. Il est évident que si une mère doit donner le sein
à deux ou à trois enfants, elle sera soumise à un certain

(1) Donné. — *Du lait et en particulier de celui des nourrices*, 1837.

nombre de causes qui pourront la mettre dans l'impossibilité d'allaiter.

Il faut examiner aussi les cas où l'état du moral de la
femme peut devenir une contre-indication à l'allaitement.

Il est peut-être permis de douter de l'influence exercée
par les affections morales de la nourrice sur le moral de
l'enfant ; mais il est incontestable que ses passions sont
très-nuisibles sous le rapport physique. Les passions violentes donnent en un instant au lait des qualités perni-
cieuses : les passions lentes n'altèrent ses qualités qu'à
la longue ; elles introduisent dans l'économie un état de
langueur qui diminue la quantité de lait et même qui lui
fait perdre de sa force.

Le professeur Dubois s'exprimait ainsi à ce sujet (1) :
« Une condition qui mérite toute l'attention du médecin,
« c'est que la mère qui veut nourrir ait assez de calme
« d'esprit, assez de force de raison, et plus encore peut-
« être de telles conditions physiques du système nerveux,
« que les moindres accidents ne deviennent pas cause
« des plus vives émotions. On ne saurait assurément
« exiger d'une mère les conditions d'esprit d'une nour-
« rice étrangère ; mais si une sollicitude facilement
« inquiète ne suffit pas pour interdire l'allaitement,
« il n'en est pas de même d'une susceptibilité ner-
« veuse, qui est mise en jeu pour la moindre cause et
« qui répand le trouble dans toute l'économie. On sait
« jusqu'à quel point les impressions morales vives et
« subites influent sur la sécrétion du lait, soit qu'elles la
« suspendent, soit surtout qu'elles en altèrent les pro-
« duits et leur donnent des qualités nuisibles, pour que

(1) P. Dubois. — Clinique d'accouchement, 1836.

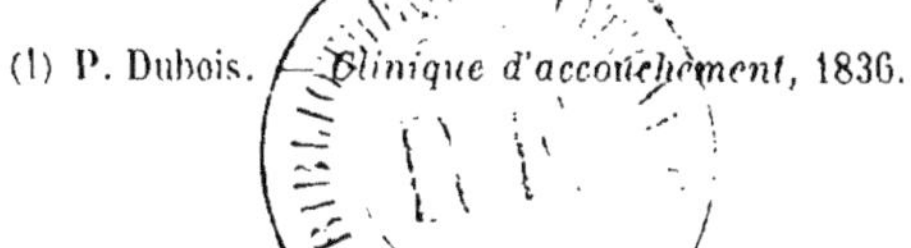

« l'on n'expose pas un enfant nouveau-né à des chances
« aussi fâcheuses. »

Certes, toutes les affections morales telles que la tristesse, la crainte, la haine, l'envie, la jalousie, le chagrin,
peuvent altérer la qualité du lait ; mais la passion la
plus dangereuse pour l'enfant nourri au sein est la colère ; de toutes les passions qui bouleversent l'économie
de la nourrice, aucune n'est plus commune et aucune
n'est suivie de résultats plus funestes.

Le docteur Dufrénoy, professeur d'accouchement, a
réuni sur ce sujet un grand nombre d'observations qui ne
peuvent laisser aucun doute (1) :

Dans toutes ces observations, l'allaitement, après un
violent accès de colère, amenait la mort de l'enfant ; nous
trouvons aussi dans le même auteur quelques cas em-
pruntés à Cantz, de Strasbourg, Morillon, de Pont-Saint-
Maxence, etc., afin de prouver l'influence des émotions
violentes sur l'allaitement. Dans différentes circonstances,
grand chagrin (départ d'un fils aîné), frayeur extrême
(incendie de la maison), excès de boisson (ivresse pro-
fonde), l'enfant allaité est mort ou tout au moins a été
gravement malade.

Levret rapporte à ce sujet qu'une femme avait l'habitude d'employer pour former les bouts de sein, la bouche
d'un petit chien ; un jour, elle se livra à un violent accès
de colère ; mais avant de donner à téter à son enfant, elle
eut recours à son chien, qui fut immédiatement atteint
d'une attaque d'épilepsie.

De ce qui précède, nous devons conclure que toute
mère qui ne se sentira pas assez d'empire sur elle-même
pour tenir tête à ses passions, ne devra pas songer à

(1) *Journal de médecine*, 1833.

allaiter, et comme la maxime : *Connais-toi toi-même*, est rarement appliquée avec justesse, le médecin consulté ne devra pas s'en rapporter à la mère elle-même, mais il devra prendre à ce sujet tous les renseignements nécessaires dans l'entourage de la future nourrice.

Nous ne devons pas oublier de citer l'une des causes les plus fréquentes du non-allaitement par les mères.

La faiblesse de constitution ! Combien de fois ce mot, qui dit beaucoup et ne signifie pas grand'chose, n'a-t-il pas servi aux mères insouciantes et aux médecins complaisants ! Que de pauvres innocents condamnés à mort par cette simple formule : Madame ne peut nourrir à cause de sa faiblesse de constitution !

Nous croyons que dans les classes aisées de la société, on a trop souvent recours à ce subterfuge pour éviter l'allaitement.

Le médecin consciencieux doit affirmer à la mère qui jouit d'une bonne hygiène et peut se procurer une nourriture suffisamment réparatrice, que sa constitution ne pourra que gagner à nourrir son enfant au moins momentanément, sauf, bien entendu, les cas où la faiblesse de la mère tiendrait à l'une des causes que nous venons d'énumérer.

Dans une conférence faite pendant le siége de Paris, le docteur Bouchut disait à propos de la faiblesse de constitution des mères-nourrices : « L'inertie maternelle et « l'inertie mammaire se tiennent de bien près, et dès « qu'on habituera les femmes à l'idée qu'elles doivent « nourrir leurs enfants, et que ce sentiment aura remplacé leur indifférence présente, si ce n'est plus, il leur « viendra du lait en même temps qu'un nouveau-né. S'il « n'y a pas beaucoup de lait, la succion en fera venir, et « en le voulant avec amour, il en viendra encore plus,

« comme chez les nourrices un peu anciennes et qui
« prennent un nouveau nourrisson pour rajeunir leur
« lait, ce qui veut dire qu'il en vient davantage. Ici le
« but entretient la fonction et les mères qui n'ont pas le
« désir d'y atteindre, ne seront jamais de bonnes nour-
« rices. »

Nous terminerons ce chapitre en ajoutant que, d'une
manière générale, les causes physiques et morales qui
peuvent s'opposer à l'allaitement, se rencontrent bien
plus souvent dans les villes que dans les campagnes, où
les femmes jouissent d'une meilleure santé et sont moins
agitées par les passions.

CHAPITRE II

Obstacles à l'allaitement venant de l'enfant.

Les causes qui peuvent empêcher l'enfant de prendre
le sein de sa mère sont peu nombreuses. L'une des plus
communes est l'état de faiblesse de l'enfant. Cette faiblesse
est souvent congéniale et tient presque toujours à un accouchement prématuré ; d'autres fois, il existe une sorte
de paresse, de manque d'activité de la part de l'enfant. Il
faut alors le réveiller par les moyens appropriés (frictions
irritantes, flagellation, potion légèrement tonique). Si,
malgré les excitants internes et externes, on ne réussit
pas à faire saisir le mamelon par l'enfant, la mère devra
renoncer à nourrir, au moins momentanément. Il faudra

immédiatement recourir à une nourrice dont le lait coule facilement et tombe peu à peu dans la bouche de l'enfant.

Nous ne citerons que pour mémoire cette disposition de la langue (Levret), qui est recourbée en gouttière et collée au palais. Il suffit de détacher la langue avec une spatule et l'enfant peut alors reprendre le sein.

Il arrive quelquefois, mais beaucoup plus rarement que ne le pensent les mères, que la langue reste attachée au plancher de la bouche par le frein de la langue, vulgairement appelé *filet*. La succion se trouve alors gênée, puisque la pointe de la langue reste derrière le bord alvéolaire et ne peut s'avancer entre les lèvres pour former le vide qui doit attirer le lait. Il suffit d'un léger coup de ciseaux mousses pour donner plus de liberté à l'organe et permettre l'allaitement.

Nélaton (1) a rencontré des adhérences plus ou moins considérables de la langue au plancher buccal, aux joues, ou enfin, ce qui est plus rare, à la voûte palatine. L'instrument tranchant est encore le meilleur moyen de faire disparaître cet obstacle à l'allaitement.

On peut trouver encore quelques tumeurs sublinguales de natures diverses, mais dont les plus communes sont de petits kystes muqueux, qui empêchent les mouvements de succion. Comme dans les cas précédents, l'obstacle disparaît à la suite d'une petite opération.

Un accident un peu plus grave consiste dans une paralysie de la face (hémiplégie faciale des nouveau-nés), qui a été spécialement étudiée par Landouzy, le savant et regretté directeur de l'école de médecine de Reims. Cette affection paraît surtout à la suite de l'application du for-

---

(1) Nélaton. — *Eléments de pathologie chirurgicale*, t. 2, 1848.

ceps (1), mais elle cesse presque toujours spontanément, ou, du moins, disparaît à la suite de précautions purement hygiéniques. L'allaitement étranger ne sera donc que temporaire, et la mère pourra donner le sein après quelques jours d'attente.

Chez l'enfant, le plus sérieux obstacle à l'allaitement est certainement le bec de lièvre. Lorsque la division des tissus n'existe que d'un côté et surtout lorsqu'elle ne s'étend qu'aux parties molles de la face, l'enfant peut encore téter, mais lorsque la voûte palatine et le voile du palais présentent des solutions de continuité, il n'y faut plus songer, la mère doit abandonner l'allaitement.

Telles sont les causes qui *peuvent mettre les mères dans l'impossibilité d'allaiter leurs enfants ;* mais, hâtons-nous de le dire, les obstacles à l'allaitement venant de la maladie de la mère ou de l'enfant sont dans des proportions très-minimes, relativement au chiffre des mères qui peuvent nourrir. Par contre, l'usage ou mieux la mode, la faiblesse inexplicable du corps médical, le besoin du bien-être et surtout le désir de se soustraire aux ennuis et aux soucis de l'allaitement, sont des causes beaucoup plus fréquentes de non-allaitement par la mère.

(1) Landouzy. — *De l'hémiplégie faciale chez les nouveau-nés,* Paris, 1840.

LIVRE II

—

DES MEILLEURS MOYENS DE SUPPLÉER A L'ALLAITEMENT MATERNEL.

—

Indépendamment des considérations d'humanité, l'intérêt de la grandeur nationale se trouve lié, aujourd'hui plus que jamais, à la question de la conservation, de la vitalité et de la vigueur des nouveau-nés.

On ne peut douter que la mère ne soit la meilleure et même la seule bonne nourrice de son enfant. Elle seule peut donner au jeune être la force et la vigueur qui lui permettront de remplir, plus tard, le dur et glorieux métier de soldat. Elle seule peut donner à sa fille les qualités physiques qui permettront à celle-ci de donner naissance à d'autres enfants nombreux et vigoureux, lesquels opposeront une digue puissante aux flots envahisseurs de l'étranger.

Cependant, nous avons vu qu'il arrive de temps en temps que, malgré tout son désir et toute sa bonne volonté, la mère ne peut nourrir son enfant. La nature ne lui permet pas de remplir ce devoir sacré ; sa santé et même son existence sont en jeu, la santé et l'existence de son enfant peuvent ne pas résister aux causes qui contrarient l'allaitement. Il faut alors que la mère se sépare du nouveau-né et qu'elle recherche *les meilleurs moyens de suppléer à l'allaitement maternel.*

En consultant quelques auteurs qui se sont occupés de l'allaitement, nous avons été étonné de rencontrer cette proposition qui, pour beaucoup, devient un axiôme : un enfant bien nourri, quel que soit d'ailleurs le mode d'allaitement, est celui qui profite bien de la nourriture qu'on lui donne. Le fait est vrai en lui-même ; mais, d'après cet axiôme, il semblerait qu'on doit essayer chez les enfants privés du sein de leur mère, les différents modes d'allaitement et qu'on doit s'en tenir au moyen qui semble donner les meilleurs résultats.

Quant à nous, nous pensons que certains moyens d'allaitement sont toujours bons et d'autres toujours défectueux.

Quand un nouveau-né résiste à ces derniers moyens, c'est que ses organes sont doués d'une constitution foncièrement bonne, et s'il profite de sa nourriture, s'il vit, il vit *malgré* le mode d'allaitement. Dans ces questions qui touchent à un objet capital pour l'existence de toute une nation, nous croyons qu'il faut poser des règles s'appliquant à la généralité des sujets, et non pas de ces à-peu près vagues qui laissent un doute au fond des esprits, en théorie et surtout en pratique.

CHAPITRE PREMIER

Allaitement par une nourrice.

Le meilleur moyen de suppléer à l'allaitement maternel, et le seul vraiment bon, est l'allaitement *par une nourrice mercenaire* ; tous les autres moyens sont plus ou moins mauvais.

Il faut l'avouer, c'est avec tristesse que nous venons d'écrire la phrase précédente qui, pour nous, est l'expression de l'exacte vérité. En effet, une femme ne peut devenir bonne nourrice qu'en devenant mère elle-même, et malheureusement l'intérêt et la cupidité font taire les sentiments naturels à la mère pour livrer carrière aux instincts de la nourrice. L'enfant de la mercenaire est laissé à la maison, livré aux soins d'une étrangère indifférente, nourri peu importe comment ; il sera chétif, rachitique, scrofuleux, il périra peut-être ? Qu'importe ! La mère reviendra dans quelques mois avec un pécule, qui fera bien vite oublier l'innocent disparu. La nourrice a quitté le plus souvent la campagne pour aller dans une grande ville ; là, elle a pris des goûts de bien-être, de coquetterie, de gourmandise qu'on oublie difficilement.

Son nourrisson sevré et son sein tari, elle n'a plus qu'un désir, celui de redevenir mère pour quitter de nouveau son village, et, par là même, abandonner une fois encore le pauvre petit être, qui ira rejoindre ses aînés.

L'enfant ne pâtit pas seul à cet usage ; la morale publique elle-même en souffre. La certitude du lucre, la satisfaction des jouissances matérielles de la vie, les égards des parents de l'enfant pour la nourrice, tout se réunit pour rendre le sort de la mercenaire enviable à ses amies et à ses proches. De là, l'extension du mal, non pas seulement aux femmes mariées, mais, hélas ! aux filles qui, après une faute commise, entrevoient non pas une punition, mais un sort beaucoup plus heureux qu'elles ne pouvaient l'espérer, dans les conditions ordinaires de leur existence.

Nous pourrions nous appesantir longuement sur tous les inconvénients que présente cet état de choses, mais nous ne ferions que répéter tout ce qui a été exposé avec détail à l'Académie de médecine, pendant la discussion sur la mortalité des nourrissons (1).

Il arrive quelquefois que la nourrice ne se rend pas chez les parents de l'enfant à allaiter. Ce dernier, au contraire, est transporté chez la nourrice. Au point de vue de la famille et de la morale, ce système est certainement préférable. La nourrice ne quitte pas ses habitudes, son mari, ses autres enfants, sa famille, son pays. Mais, d'un autre côté, la mère pourra-t-elle compter pour son enfant, de la part d'une nourrice éloignée de toute surveillance sérieuse, sur des soins qu'elle-même ne s'est pas senti la force de prodiguer. Si la nourrice n'a pas perdu son propre enfant, peut-on croire que la meilleure part de son lait n'appartiendra pas à celui qu'elle préférera toujours à l'enfant étranger. Il suffit d'habiter la campagne pour être bien persuadé que les enfants soi-disant nourris au sein, n'ont qu'une bien faible part du lait qu'ils partagent avec l'enfant de la nourrice.

Dans le cas où celle-ci n'a plus son enfant, le lait peut ne pas manquer, mais ce qui fera généralement défaut, ce sera la patience, l'affection, la douceur, la propreté, en un mot, tout ce qui ne peut venir que d'une mère tendre, dévouée et fière de son enfant.

Malgré tous les inconvénients que nous venons d'exposer, il n'en est pas moins vrai que la *nourrice sur lieu*

(1) *Bulletin des séances de l'Académie de médecine*, 1866, 1867, 1869, 1870, discours de MM. Husson, de Villers, Boudet, Brochard, Briquet, etc.

et la *nourrice de campagne* peuvent seules remplacer la mère ; nous devons donc indiquer quelles sont les qualités qu'on doit rechercher dans une nourrice.

Nous ne ferons qu'effleurer ce sujet, car depuis Oribaze jusqu'à M. Bouchut, tous les auteurs spéciaux se sont copiés les uns après les autres, et les anciens étaient tout aussi avancés que les modernes sur cette question.

Le médecin chargé du choix d'une nourrice doit tout d'abord tenir compte de ce que nous avons énoncé dans la première partie de ce travail et rejeter complètement toute nourrice qui serait atteinte à un plus ou moins haut degré d'une des affections qui mettent les mères dans l'impossibilité d'allaiter.

Voici sommairement les conditions qu'on devra rencontrer chez une bonne nourrice :

Elle devra être âgée de 20 à 35 ans ; si on a le choix, nous conseillons de prendre celle qui sera la plus âgée : l'expérience déjà acquise dans des allaitements précédents et le caractère devenu plus sérieux et plus calme avec les années, sont à nos yeux deux excellentes recommandations, cheveux bruns, dents saines, absence de menstruation et de leucorrhée. Enfant sain et vigoureux, mamelon érectile et bien perméable, lait d'un beau blanc, faisant queue sur une surface polie. Le lait de la nourrice devra avoir le même âge que l'enfant à allaiter, ou, du moins, s'en rapprocher le plus possible. La nature, qui ne fait rien sans raison, a placé dans les mamelles de la jeune mère un liquide *colostrum*, qui a bien certainement sa raison d'être. Il habitue l'estomac de l'enfant à ses nouvelles fonctions, joue le rôle de la salive dans certaines parties de la digestion, lubréfie le canal alimentaire et facilite la sortie du méconium.

Nous savons qu'il est très-difficile d'avoir une nourrice dont l'accouchement corresponde parfaitement avec celui de la mère ; aussi émettons-nous le vœu que toute mère nourrisse son enfant au moins pendant deux septénaires, quand il n'y aura pas impossibilité complète.

La Société protectrice de l'Enfance de Paris et la Direction du bureau municipal des nourrices ont cherché à concilier l'intérêt de l'enfant à allaiter et celui de l'enfant de la nourrice. Ces deux institutions philanthropiques exigent que la nourrice soit accouchée depuis 7 mois au moins et 18 mois au plus. Faute de mieux, on devra suivre ces exemples, qui permettront à l'enfant de la nourrice de ne pas trop souffrir du sevrage anticipé, mais, comme nous venons de le dire, le lait âgé de 7 mois est déjà trop ancien pour être parfaitement approprié aux besoins d'un enfant qui vient de naître.

Inutile d'ajouter qu'on devra attacher une grande importance au caractère de la nourrice, tant à cause de la qualité du lait qu'au point de vue des soins à donner ; l'enfant devra pâtir ou prospérer, suivant que la nourrice sera gaie ou triste, bonne ou acariâtre, douce ou colère, etc.

Voici donc le seul bon moyen de remplacer la mère qui ne peut allaiter ; on peut juger des difficultés et des obstacles qu'on rencontrera avant de trouver une nourrice satisfaisante. Ceux-là seuls qui se sont mis à la recherche d'une bonne nourrice, peuvent rendre compte de la presque impossibilité de rencontrer toutes les qualités nécessaires. Bien souvent, trop souvent, il faut admettre comme bonne, une nourrice qui présente sous certains rapports, des défectuosités assez prononcées.

CHAPITRE II

—

Allaitement artificiel.

La difficulté de se procurer une nourrice *sur lieu*, réunissant toutes les qualités voulues, et les dépenses qu'entraîne son séjour dans l'intérieur des familles, font que les privilégiés de la fortune seuls peuvent se procurer une nourrice mercenaire. D'un autre côté, le nombre de nourrices *de campagne* pouvant réellement allaiter un second enfant et voulant le soigner convenablement, est tellement restreint, qu'on a dû chercher un autre moyen, moins bon certainement, mais plus pratique, de suppléer à l'allaitement maternel.

Il était tout naturel que l'homme cherchât parmi les mammifères un animal fournissant un lait semblable à celui de la femme. Les laits de la vache, de l'ânesse et de la chèvre, sont ceux qui ont paru s'en rapprocher le plus par leur composition. MM. Vernois et Becquerel ont fait une analyse comparative qui a donné les résultats suivants :

	Vache.	Anesse.	Chèvre.	Femme.
Eau...........	87.4	90.5	82	88.6
Caséum.......	3.6	1.7	9	3.9
Beurre........	4	1.4	4.5	2.6
Sucre de lait....	5	6.4	4.5	4.9

Comme on le voit, le lait de chèvre est plus riche en caséum que celui de la femme, mais le lait de la vache est celui qui, d'une manière générale, s'en rapproche le plus au point de vue des éléments.

Malgré cette dernière considération on a tenté de faire

allaiter des enfants par des chèvres, et dans quelques cas on s'est bien trouvé de ce genre d'allaitement. Il est mis en usage spécialement dans certaines contrées montagneuses où les chèvres sont en grand nombre et où des éleveurs s'attachent à dresser ces animaux pour l'allaitement. Mais on conçoit facilement que l'indocilité naturelle de la chèvre, le besoin d'espace qu'éprouve l'animal, et des inconvénients de toute nature empêchent les familles de se servir de ce mode d'allaitement dans la majorité des cas. Nous n'insisterons donc pas sur ce genre d'allaitement et nous étudierons le moyen le plus pratique et le plus commode : l'usage du lait de vache.

Administré convenablement par une nourrice intelligente et dévouée, sous la surveillance de personnes capables d'apprécier la qualité du lait et la quantité qu'on doit en donner à l'enfant, le lait de vache est le moins mauvais de tous les liquides qui peuvent remplacer le lait maternel. Nous croyons que la grande mortalité qui règne sur les enfants nourris au lait de vache tient surtout à ce que le lait n'est pas donné dans de bonnes conditions et avec toutes les précautions nécessaires.

Lorsqu'on voudra allaiter un enfant au lait de vache, il faudra d'abord s'assurer que le lait provient toujours de la même vache ; car, le mélange de laits venant d'animaux différents fermente plus facilement. Toutes les fois qu'on le pourra, le lait sera donné à l'enfant au sortir de la traite, alors qu'il possède encore la chaleur de l'animal. Ce lait est vulgairement appelé *lait bourru*. Si la traite de la vache n'est pas possible au moment du repas de l'enfant, le lait devra être chauffé au bain marie. car l'ébullition en coagulant l'albumine, en chassant l'air contenu dans le lait, en le privant de son arôme. etc., altère profondément ce liquide et le rend moins digestible.

Au début de l'allaitement, le lait devra être coupé avec les trois quarts d'eau pure, ou de décoction d'orge, de mie de pain, de gruau ; quel que soit le liquide ajouté il devra être très-légèrement sucré. M. Marion recommande spécialement la décoction légère de mie de pain de froment, il pense que la fermentation panaire a combiné plus intimement les principes de la farine ; de plus la farine de froment contient plus qu'aucune autre le gluten, substance très-azotée, et l'enfant ne peut que profiter de cette nourriture animalisée.

Quant à la quantité à donner chaque jour à l'enfant, la constitution du sujet en fera varier la dose. Cependant on peut dire, en s'appuyant sur les expériences de Nathalis Guillot qu'il faut en général 80 à 100 grammes de liquide pour chaque repas. Pendant la journée, l'enfant devra boire toutes les 3 heures environ ; l'intervalle entre les repas pourra être un peu plus long pendant la nuit. En résumé, l'enfant, suivant son âge et sa force, peut absorber environ 1,000 à 1,200 grammes de lait dans les 24 heures. Vers 5 ou 6 mois, suivant les besoins de l'enfant, on ajoutera au lait un peu de farine de froment pour faire une bouillie très-claire. Malgré les malédictions de J.-J. Rousseau, nous sommes persuadé que la bouillie claire et faite à chaque repas est loin d'être indigeste.

Malheureusement on voit tous les jours des nourrices qui fabriquent, pour plusieurs repas et quelquefois pour deux jours, une colle épaisse, s'aigrissant facilement, fatiguant l'estomac de l'enfant et causant la plupart du temps des indigestions épouvantables.

La farine de froment est préférable aux différentes substances employées par un grand nombre de nourrices (tapioka, arrowrot, semoule, etc.). Par la suite, on joindra à la bouillie quelques panades préparées avec du pain, un jaune d'œuf et du beurre, en ayant soin de passer ce potage à travers un petit tamis ou tout au moins une passette à trous assez fins.

. Lorsqu'on arrivera à donner des potages au bouillon de viande, des œufs, du jus de viande, on pourra supprimer le lait de vache, en choisissant une époque favorable, c'est-à-dire la période qui s'écoule entre la sortie de deux groupes de dents.

On peut administrer le lait à l'enfant de deux manières différentes : 1° avec un verre, une cuillère, c'est ce qu'on appelle vulgairement l'allaitement *au petit pot*; 2° avec une petite bouteille garnie d'un bouchon laissant passer le liquide, c'est l'allaitement *au biberon*.

L'allaitement au petit pot qu'on voit mettre en usage surtout à Paris et dans les provinces de l'ouest de la France, doit être complètement rejeté. L'ingurgitation est irrégulière, trop lente ou trop rapide, ce qui excite les cris de l'enfant. Le liquide versé dans la bouche sans participation active de l'enfant passe souvent dans la trachée et amène des efforts de vomissements et des quintes de toux. Les muscles de la bouche n'étant pas mis en mouvement ne donnent pas lieu à une insalivation suffisante. Ce genre d'allaitement est aussi beaucoup trop lent et il est très-difficile à la nourrice de faire boire l'enfant sans mouiller les vêtements et la tête.

Le biberon est de beaucoup préférable, il imite le sein, exige une succion continue, cause d'insalivation ; l'enfant fait arriver lui-même la quantité de lait qui lui est nécessaire, et l'effort qu'il est obligé de faire le pousse naturellement à garantir son larynx du contact du liquide.

Les nombreuses espèces de biberons diffèrent par la forme, la capacité, la matière ; les inventeurs perfectionnent chaque jour cet instrument d'un usage si fréquent et si nécessaire. Il est donc très-difficile de décerner un brevet de supériorité complète à l'un des nombreux modèles qui se trouvent dans le commerce.

Cependant nous pensons que celui qui remplit le mieux toutes les conditions voulues est le biberon Mathers, d'origine anglaise. Il se compose d'une bouteille de verre contenant à peu près la quantité de liquide nécessaire pour le repas d'un enfant de trois mois. La fiole aplatie sur deux faces est fermée par un bouchon recouvert d'une capsule de porcelaine dans laquelle entre à frottement le col de la bouteille. Le bouchon et la capsule sont traversés par un tube en caoutchouc vulcanisé d'environ 20 centimètres de longueur. A l'intérieur de la bouteille, le tube de caoutchouc emboîte un petit tube de verre qui seul plonge dans le liquide. A l'autre extrémité, le tube de caoutchouc s'adapte à un petit appareil composé d'une rondelle d'os ou d'ivoire de 4 centimètres de diamètre, (cette rondelle retiendra le tube de caoutchouc attiré dans la bouche par les mouvements de succion) puis, sortant de la rondelle une petite olive de caoutchouc, percée d'outre en outre et soutenue à l'intérieur par un petit tube en os.

Le grand avantage de ce biberon (outre son prix peu élevé) est de pouvoir se démonter et se remonter très-facilement ; le nettoyage de toutes les pièces de l'appareil est très-facile, grâce à une petite brosse en fil d'archal qui peut passer dans les tubes de caoutchouc et de verre ; or, ceci est d'une grande importance, car on sait que la moindre parcelle de lait ancien, laissée dans une partie quelconque de l'appareil peut faire aigrir le lait nouveau. Il est donc très-important que la nourrice la moins intelligente puisse démonter et laver facilement le biberon qui lui sert plusieurs fois par jour.

Le biberon Mathers présente aussi l'avantage de pouvoir être placé dans le lit de l'enfant ; dans quelque position qu'il se trouve, le liquide ne se répand pas et n'arrive dans la bouche que lors de la succion.

Nous nous dispenserons de donner la description des nombreux biberons inventés tant en France qu'à l'étranger ; le biberon Mathers nous semble préférable à tous les autres. Un seul reproche peut lui être fait : à la longue, l'olive de caoutchouc pressée par la bouche de l'enfant et continuellement mouillée finit par se ramollir et par donner un peu d'odeur au lait. On pourrait peut-être parer à cet inconvénient en remplaçant le caoutchouc par l'ivoire ramolli du biberon Charrière. Malgré l'inconvénient que nous venons de signaler, le biberon Mathers a complètement détrôné dans nos pays les biberons de Gaull, de Thiers, de Darbo, de Charrière, de Mathieu tour à tour mis en usage par nos nourrices.

Avant d'aborder une autre partie de ce travail, nous ferons remarquer que nous n'avons pas fait mention des liquides proposés pour remplacer le lait : lait artificiel de cacao, lait concentré, farine lactée, etc. Nous les rejetons complètement comme nous rejetons pour un âge plus avancé ces médicaments connus sous le nom de : sucs de viande concentrés, bouillon concentré, soupes sèches, etc.

LIVRE III.

DE L'ALLAITEMENT AU BIBERON ET AU LAIT DE VACHE.

L'allaitement par le lait de vache au moyen du biberon a été parfaitement étudié de notre temps; on en a reconnu tous les avantages, signalé les inconvénients. Tous les auteurs qui ont abordé la question sont unanimes pour avancer que, dans la pratique générale l'allaitement au biberon est le meilleur de tous les moyens qui peuvent suppléer à l'allaitement maternel, à défaut d'une bonne nourrice mercenaire. Nous n'avons donc fait que reproduire les idées admises et professées par les hommes les plus compétents.

Mais si tous les savants sont d'accord au point de vue théorique, les médecins, les philanthropes, les protecteurs de l'Enfance s'accordent aussi pour constater que les règles tracées ne sont pas suivies, que les conseils donnés ne sont pas mis à exécution. En somme la question théorique est vidée ou à peu près, la question pratique reste tout entière.

La grande mortalité des enfants et spécialement des nourrissons tient évidemment à la non-observation des règles que nous avons exposées plus haut. Là est la grande pierre d'achoppement du système de l'allaitement artificiel. Dans la troisième partie de ce travail, nous allons indiquer le moyen qui nous semble le plus convenable pour arriver à résoudre cette question difficile.

Nous savons à l'avance que notre projet soulèvera un grand nombre d'objections ; à l'avance nous reconnaissons qu'il devra être modifié, élagué, perfectionné. D'aucuns le trouveront trop radical, d'autres inexécutable.

Cependant nous pensons que l'idée première de ce projet peut être mise en action si le patriotisme, la charité et la science veulent unir leurs efforts. Nous espérons que, dans notre France, lorsqu'il s'agira de régénérer au physique et au moral une partie de la population, on ne fera pas inutilement appel aux finances de l'Etat et des particuliers, au cœur de toutes les mères et au dévouement du corps médical.

CHAPITRE PREMIER.

Des médecins d'Etat.

Dans chaque canton, l'Etat sera représenté par un médecin qui portera le titre de *médecin d'Etat*.

Nous pensons que, à cause des changements politiques si fréquents en France, on doit éviter les termes spéciaux à telle ou telle forme de gouvernement, pour tout ce qui touche à la science. C'est pourquoi nous proposons pour la nouvelle institution que nous conseillons de créer, un titre générique qui peut s'appliquer à tous les médecins, quelle que soit la forme du gouvernement et l'opinion politique professée par le titulaire. Le médecin sera avant tout l'homme de la France, l'homme de la patrie, l'homme de l'Etat.

Du reste, ce titre existe dans différents pays (Saxe, Autriche, Espagne).

En France, les médecins chargés des constatations médico-légales, soit dans les grandes villes, soit dans les campagnes, sont à la nomination de l'autorité administrative ou judiciaire; ce choix, abandonné à l'arbitraire, laisse souvent à désirer sous beaucoup de rapports; aussi, pensons-nous que la création de médecins d'Etat nommés au concours serait accueillie avec plaisir, tant par l'administration que par le corps médical.

Les médecins d'Etat seront nommés au concours à la suite d'examens subis devant un jury formé par un certain nombre de professeurs de la Faculté ou de l'Ecole secondaire de médecine.

En choisissant pour juges du concours les professeurs des Ecoles de médecine, nous croyons éloigner toute chance de favoritisme.

Les déplacements pour les concurrents seront peu dispendieux et par suite des facilités des communications, ils seront peu prolongés. De plus, les médecins auront la certitude d'être jugés par des hommes compétents, éclairés, que leur position place le plus souvent au-dessus des petites querelles locales ou professionnelles.

Le concours des médecins d'Etat consistera en épreuves orales et en épreuves écrites, sur des questions d'hygiène, de médecine légale, de toxicologie et d'anatomie pathologique. Le jury d'examen classera les candidats par ordre de mérite. Le premier médecin inscrit sur la liste remplira pendant dix ans les fonctions de médecin d'Etat. En cas de mort, de maladie grave, de démission, le candidat ayant obtenu le deuxième rang remplira les mêmes fonctions jusqu'à l'expiration de la même période décennale, et ainsi de suite dans l'ordre d'inscription sur la liste du concours.

Comme on le voit, le médecin inscrit au deuxième rang, ne sera pas nommé pour dix ans, mais bien pour le temps restant à courir jusqu'à l'expiration de la période décennale qui suit le concours. Nous insistons sur ce point, afin de faire bien sentir que nous désirons le renouvellement de *tous* les médecins d'Etat après une période de dix ans.

On évitera ainsi la somnolence scientifique qui s'empare habituellement de ceux qui occupent une position *à vie*, et on entretiendra entre tous les médecins une émulation qui ne pourra que profiter à la science et à la patrie.

Tous les médecins d'un même canton (docteurs et officiers de santé) pourront prendre part au concours lorsqu'ils rempliront certaines conditions nécessaires à la position qu'ils désirent occuper (nationalité française, domicile dans le canton, moralité reconnue, diplôme délivré par une école française, etc.). Nul ne se plaindra du pied d'égalité sur lequel nous plaçons les docteurs et les officiers de santé. Ces derniers, en effet, sont privés bien souvent pendant leurs études médicales, des cours d'hygiène et de médecine légale ; ils n'auront donc que plus de mérite à arriver au premier rang, et donneront par là même la mesure de leurs capacités et de leur amour du travail. De plus, il faut songer qu'il existe des cantons où on ne rencontre pas de docteurs en médecine.

Dans le cas où aucun candidat ne se présenterait pour obtenir le titre de médecin d'Etat, les maires du canton réunis sous la présidence du juge de paix dresseraient une liste de présentation, contenant les noms de tous les médecins du canton ; l'ordre dans lequel ils seraient classés résulterait de leur réputation, de leur honorabilité et des services déjà rendus au canton ; il y a tout lieu de croire que le corps médical tiendrait à honneur de laisser sans application cette manière de procéder. Le jugement par des pairs et à la suite de concours serait trop honorable pour le vainqueur et même pour les médecins qui occuperaient les derniers rangs, la position du médecin d'Etat nommé sur la présentation des maires le mettrait vis-à-vis de ses confrères des cantons voisins dans une position d'infériorité professionnelle trop grande, pour qu'on puisse redouter que ce dernier système de nomination soit suivi, sauf dans de rares occasions.

Les fonctions de médecin d'Etat devront être complètement gratuites, quoique cette gratuité puisse soulever des objections nombreuses et sérieuses. Déjà l'Etat, l'administration civile, la Justice usent et même abusent du bon vouloir du corps médical. Malgré cela, nous croyons que la considération et l'estime des populations pour le médecin d'Etat compenseraient largement la rétribution exigible par tout homme qui rend service à la Société ou aux particuliers.

Nous admettrions tout au plus une légère indemnité pour frais de déplacement, quand la distance à parcourir par le médecin d'Etat pourrait nuire sérieusement à ses intérêts.

Tous les ans, les médecins d'Etat adresseraient au ministre de l'instruction publique un rapport sur leurs travaux de l'année. Après l'examen de ces rapports par une commission composée de délégués du ministère de l'Instruction publique, de la Justice et de l'Intérieur ainsi que de l'Académie de médecine, des récompenses seraient accordées aux plus méritants (Palmes d'officier d'Académie, médailles, décorations, etc.).

Les fonctions des médecins d'Etat consisteraient à assister les représentants de l'Etat toutes les fois que l'art médical pourrait être utile à la société (conseils d'hygiène, constatations de décès, de naissance et de décès *à domicile*, affaires médico-légales, *déclaration d'allaitement*, etc.).

Nous ne faisons qu'effleurer ce projet que nos législateurs se chargeraient facilement de rendre meilleur et plus complet. En indiquant les bases de cette création nouvelle, nous n'avons eu qu'un but : fournir à la société toutes les garanties de science et d'honorabilité qu'on devra rencontrer chez le médecin d'Etat. Ces deux qualités seront surtout nécessaires lorsque le médecin d'Etat sera chargé de recevoir *les déclarations d'allaitement et d'en surveiller les suites.*

CHAPITRE II

De la déclaration d'allaitement.

Lorsqu'un officier de l'Etat civil aura reçu une déclaration de naissance, il devra en avertir aussitôt le médecin d'Etat qui se rendra au domicile de l'accouchée.

Nous pensons que le législateur a accordé, pour les déclarations de naissance, un délai de trois jours pleins, afin de ne pas forcer le nouveau-né à un déplacement trop rapproché du moment de la naissance. Malgré cette précaution, tous les médecins s'accordent pour affirmer que le transport à la mairie présente de graves inconvénients.

Dans un grand nombre de localités la loi est tombée en désuétude ; l'officier de l'Etat civil se contente de la déclaration des témoins quant à la date de la naissance et au sexe de l'enfant. Dans certains pays, cependant, les maires exigent la présence du nouveau-né, d'autre part, il y a eu quelquefois erreur dans l'appréciation du sexe de l'enfant.

Pour parer à ces inconvénients ; violation de la loi, danger sérieux pour le nouveau-né, erreur dans la déclaration de sexe, nous pensons qu'il est plus sage que le médecin d'Etat se transporte au domicile de l'accouchée.

Par contre, nous croyons qu'on pourrait exiger que la déclaration fût faite dans les 24 heures qui suivront l'accouchement. De cette manière, le médecin d'Etat visiterait le nouveau-né, soit le jour, soit le lendemain de sa naissance.

Après avoir constaté *de visu* le sexe de l'enfant, le médecin d'Etat demandera à la mère si elle a l'intention d'allaiter son enfant. Dans le cas de réponse affirmative, le médecin s'assurera que la mère ne présente dans sa constitution aucun obstacle pathologique à l'allaitement et donnera les conseils que lui suggéreront ses connaissances spéciales et les circonstances individuelles dans lesquelles se trouvera la mère. Il fera à la mairie de la commune un rapport sommaire, constatant l'engagement pris par la mère. Dix jours au moins et quinze jours au plus après la naissance, il se rendra de nouveau près de la mère et s'assurera que l'allaitement s'accomplit dans de bonnes conditions. Cette visite devra se renouveler tous les mois.

Dans le cas où la mère déclarerait ne pas vouloir allaiter son enfant, le médecin d'Etat transcrira sur son rapport les raisons alléguées. Il s'informera si la mère a l'intention de garder son enfant près d'elle et de le nourrir par un moyen artificiel ; ou bien si, au contraire, ne pouvant pas lui donner les soins nécessaires elle préfère s'en séparer. Le rapport sera déposé à la mairie le jour même de la visite.

Si la mère désire nourrir son enfant, l'officier de l'Etat civil (maire de la commune ou son délégué dans les grandes villes, membre du conseil municipal domicilié dans le quartier, ou ce qui serait préférable un agent spécial désigné à cet effet) l'officier de l'Etat civil, disons-nous, s'assurera que la mère est dans les conditions voulues pour pouvoir nourrir son enfant sans inconvénients pour ce dernier.

Il devra tenir compte pour cela : de la fortune présumée, de la position sociale, de l'hygiène de la maison, des occupations personnelles de la mère, de la proximité des vacheries, des lieux de promenade, etc.

Lorsque l'officier de l'Etat civil rencontrera toutes les garanties nécessaires à la vitalité de l'enfant, il laissera à la mère une permission écrite de nourrir l'enfant au biberon et au lait de vache. Le médecin d'Etat prévenu officiellement de la permission accordée, devra, comme pour l'enfant allaité par sa mère, faire une contre-visite dans les quinze jours qui suivront la naissance et renouveler cette visite une fois par mois, afin de s'assurer que l'enfant reçoit tous les soins nécessaires.

On peut faire de nombreuses objections aux quelques lignes qui précèdent. Nous reconnaissons que l'officier de l'Etat civil est revêtu d'une fonction assez délicate dans ses applications, mais nous ferons observer que le fonctionnaire chargé de donner la permission de nourrir sera, dans les communes peu importantes, le maire ou son adjoint, et dans les grandes villes, un conseiller municipal, ou mieux, comme nous le disions, un agent spécialement désigné à cet effet.

On admettra facilement que dans les petites localités où chacun se connaît, le maire pourra trancher la question de sa propre autorité. Dans les grandes villes, la décision à prendre demandera plus de démarches; mais la difficulté ne nous paraît pas insurmontable, grâce aux renseignements donnés par les percepteurs, les commissaires de police et surtout par le médecin d'Etat.

De plus, il faut bien le répéter, cette décision prise par le maire ou par son délégué n'est que conditionnelle et provisoire; si, à la contre-visite ou dans les visites subséquentes, le médecin d'Etat trouve que l'enfant n'est pas dans de bonnes conditions, qu'il dépérit, que son poids diminue, que les soins donnés ne sont pas suffisants, il fait un nouveau rapport au maire de la commune.

Dans ce rapport, le médecin d'Etat décrit la position sanitaire de l'enfant, expose les faits qui lui semblent de nature à compromettre sa santé et donne les raisons qui lui font penser que la mère n'accorde pas à son enfant tous les soins qu'exige son état. Sur le vu de ce rapport, le maire décide que l'enfant sera enlevé à sa mère.

Nous ne disconvenons pas que, dans cette circonstance, il faudra au médecin d'Etat beaucoup de tact et de savoir. Mais, outre que ces qualités se trouvent assez souvent réunies chez les membres du corps médical, nous ferons de nouveau remarquer que le médecin d'Etat sera choisi au concours, par des hommes occupant une haute position scientifique et sociale ; il y a donc tout lieu de croire qu'on n'admettra pour remplir ces fonctions délicates, que des hommes dont le savoir et l'honorabilité ne pourront être suspectés.

Au surplus si, comme nous l'espérons, l'Assemblée nationale s'occupe de légiférer en faveur de l'Enfance, et si, comme nous le désirons, nos idées étaient prises en considération, le législateur pourrait prévoir le cas d'abus de pouvoir et nommer comme médiateur entre le médecin d'Etat et la mère, soit le juge de paix, soit le médecin d'Etat du canton voisin.

De ce qui précède, nous tirons les conclusions suivantes :

Si la mère veut et peut allaiter son enfant ; si la mère veut et peut nourrir son enfant, soit au moyen d'une nourrice *sur lieu*, soit au moyen du biberon et du lait de vache, l'enfant sera laissé à la mère et surveillé par le médecin d'Etat jusqu'à ce que la première dentition soit complète.

Si la mère ne veut pas ou ne peut pas allaiter son enfant, si elle ne veut ou ne peut lui donner une nourrice sur lieu ni le faire nourrir près d'elle au biberon et au lait de vache ; si les conditions de fortune, d'hygiène, de santé dans lesquelles se trouve la mère font craindre que l'enfant ne jouisse pas de tous les soins qui lui sont nécessaires, l'enfant sera enlevé à la mère et placé dans un *Asile de l'Enfance*.

CHAPITRE III.

—

Des asiles de l'Enfance.

Dans les deux chapitres qui précèdent, nous nous sommes éloigné quelque peu de la question posée par la Société protectrice de l'Enfance de Lyon, ou pour mieux dire nous en avons élargi le cercle. Nous rentrons dans notre sujet et nous allons, autant que faire se peut, indiquer le meilleur moyen pratique de suppléer à l'allaitement maternel, que l'obstacle à l'allaitement soit de nature pathologique ou bien qu'il vienne du mauvais vouloir de la mère.

Dans les trois jours qui ont suivi la naissance, le médecin d'Etat a constaté que la mère ne pouvait ou ne voulait pas nourrir son enfant; l'officier de l'Etat civil a décidé que l'enfant serait enlevé à sa mère et que l'Etat se chargerait de faire donner au nouveau-né les soins nécessaires à son existence.

Cette immixtion de l'Etat dans une question qui touche si intimement à la famille nous semble toute naturelle ; nous pensons qu'elle serait facilement acceptée par les Français après quelques années d'application.

Un enfant se plaint-il des mauvais traitements que lui fait subir son père ? Aussitôt la loi prend sa défense, et l'autorité de l'Etat l'emporte sur la puissance paternelle. Un chef d'atelier, avec l'assentiment du père, veut-il imposer au jeune homme un travail trop prolongé ou trop fatigant, l'Etat s'y oppose et nous voyons en ce moment se poursuivre l'enquête qui doit servir, avec juste raison, à réviser la loi sur le travail des enfants dans les manufactures. Dans un âge plus avancé, l'État protége la femme, le père, le citoyen par tous les moyens que nous savons. Pourquoi donc la société refuscrait-elle sa protection au pauvre petit être innocent qui ne peut porter plainte et que sa faiblesse native livre sans défense à tous les abus de la force, de la violence, de la cupidité et de l'égoïsme ? Certes, nous ne voulons, en aucune façon saper les bases de l'autorité paternelle déjà fort ébranlées de nos jours, mais nous croyons que l'homme, étant un être fort imparfait, a besoin d'être surveillé dans toutes ses actions et maintenu, quelquefois malgré lui, dans le chemin de l'honneur et de la vertu.

Lorsque par le fait d'un individu, la société peut éprouver quelque dommage elle a le droit (et c'est son devoir) de faire passer l'intérêt général avant l'intérêt particulier. Or, bien évidemment, lorsqu'un enfant vient à disparaître par suite du manque de soins ou par le fait de soins mal appliqués, la société tout entière est lésée, car chaque être représente une certaine force intellectuelle et physique, laquelle s'ajoutant à d'autres, concourt à la grandeur et à la puissance de l'État.

L'État se chargeant du nouveau-né et se substituant à la famille doit nécessairement placer l'enfant dans les conditions qu'il a craint de ne lui pas voir rencontrer au foyer paternel. Il lui faut donc créer des établissements spéciaux que nous proposons d'appeler *Asiles de l'Enfance*.

Chaque chef-lieu de canton aurait pour les enfants de sa circonscription un *Asile* dans lequel les nouveau-nés trouveraient tout ce qui est nécessaire à l'Enfance : vaches-laitières, surveillance, soins médicaux, linge, vêtements, médicaments et hygiène.

Ces établissements entretenus aux frais du canton recevraient aussi les enfants étrangers que les parents désireraient y placer, lorsque toutefois l'administration de l'asile y consentirait.

L'Asile de l'Enfance serait administré par une commission choisie parmi les notables du canton (membres du conseil municipal, de la commission hospitalière, du conseil d'hygiène auxquels s'adjoindraient les ministres des différents cultes et en général toutes les personnes dévouées et charitables, comme il s'en trouve encore dans toutes les contrées).

L'Asile aurait un directeur nommé par le conseil municipal du chef-lieu du canton ou par les maires ; les comptables se recruteraient facilement soit dans la classe des instituteurs, soit chez les particuliers. Chaque commune assez riche pour avoir un asile spécial serait toujours libre d'en créer, lors même qu'elle ne serait pas chef-lieu de canton.

Les enfants seraient soignés et nourris par des femmes appartenant aux différentes congrégations hospitalières ; là, comme partout, nous verrions briller au premier rang les admirables filles de Saint-Vincent de Paul, qui déjà dans les salles d'asiles, nous donnent des preuves si touchantes de leur dévouement à l'Enfance.

Dans un grand nombre de cas on pourrait réserver ces places à des veuves, filles ou parentes d'anciens militaires ou d'employés ayant rendu quelques services au canton ou à l'Etat. On assurerait ainsi une existence honorable à une certaine classe de femmes qu'il est quelquefois très-difficile de secourir sans froissement pour leur amour-propre.

Tous les jours, le médecin d'Etat visiterait l'asile, donnerait ses conseils au point de vue de la santé, de l'hygiène, de la nourriture, du chauffage, des vêtements, etc. Les médicaments se trouveraient facilement au chef-lieu de canton.

L'asile serait bâti dans un site bien aéré, exposé au midi et à l'est, non loin d'un cours d'eau qui permettrait un nettoyage facile et complet des linges, vêtements, literie, etc.

Les chambres affectées aux enfants ne devraient contenir que six berceaux. Le lit de la surveillante placé au milieu de la salle, permettrait à celle-ci de porter secours aux enfants pendant la nuit. La même femme ne devrait jamais donner ses soins à plus de six enfants. Ce chiffre peut paraître un peu élevé, mais nous pensons que la même femme pourra suffire à donner les soins convenables à six enfants, si on prend la précaution de mettre dans une même salle des enfants d'âges différents.

Il y aura toujours dans l'asile une ou plusieurs salles non occupées et tous les deux mois au moins, tous les quatre mois au plus, chaque chambre sera évacuée, aérée, désinfectée, blanchie et lavée dans toutes ses parties. Les ouvertures seront disposées de manière à pouvoir renouveler l'air d'un bout à l'autre des chambres. L'architecte aura grand soin de ne pas faire ouvrir portes et fenêtres sur un même couloir ou corridor, qui trop souvent dans les établissement hospitaliers n'est qu'un vaste collecteur de miasmes délétères qu'il porte sans déperdition d'une salle dans une autre.

Aux environs de l'asile et à toutes les expositions se trouveront des arbres qui permettront de faire prendre le grand air aux enfants tout en les mettant à l'abri des rayons d'un soleil trop ardent. Un vaste espace uni et garni de sable fin sera réservé devant l'asile afin de pouvoir, pendant la belle saison, laisser les enfants se rouler sur des tapis.

Les grands centres de population étant en général entourés d'une couche d'air malsain devront construire leurs asiles loin de leurs faubourgs. Les administrations municipales pourraient assez souvent, dans ce cas, s'entendre avec les asiles cantonaux les mieux disposés et les plus rapprochés, et les charger des enfants de la ville.

Presque toutes les grandes villes et les hospices qui s'y trouvent sont propriétaires de fermes. Ne serait-il pas à propos de fonder les asiles dans leur voisinage? Les vaches de ces métairies pourraient ainsi servir aux besoins des enfants et les fermiers eux-mêmes auraient avantage à vendre leur laitage sans manipulations et sans frais de transport. La clientèle des grandes villes, source de revenus certains, exciterait une émulation très-profitable aux nouveau-nés entre les asiles de campagne. Bien certainement, les grandes villes manufacturières et industrielles rechercheraient les asiles où les enfants recevraient les meilleurs soins et où la mortalité serait la moins élevée.

La proximité des asiles permettrait aux parents de voir fréquemment leurs enfants et de surveiller leurs progrès.

Chaque enfant porterait une boucle d'oreille d'un modèle uniforme, pouvant recevoir un numéro d'ordre. Si la crainte de la petite opération, nécessaire pour poser la boucle, forçait de renoncer à ce moyen, le numéro d'ordre serait attaché au cou par une petite chaîne d'acier fin qu'on ne pourrait enlever qu'en la brisant ; elle serait renouvelée sous les yeux d'un ou de plusieurs administrateurs lorsque les progrès de l'enfant l'exigeraient (1).

(1) Cette chaîne d'acier devant s'oxider facilement au contact de la

Ce numéro d'ordre se répèterait sur les vêtements et les ustensiles propres à l'enfant. Il serait communiqué aux parents le jour de l'entrée à l'asile et la chaîne du cou pourrait même être fermée devant eux, afin de pouvoir leur donner toute sécurité quant à l'identité de leur enfant.

En cas de décès, un administrateur seul pourrait rompre et enlever la chaîne portant le numéro d'ordre ; l'acte de décès ne serait dressé qu'après cette formalité remplie.

Les asiles de l'enfance seraient bien certainement pour l'Etat et pour les communes l'objet d'une dépense importante ; mais il nous semble que les ressources de ces établissements philanthropiques compenseraient bien vite les frais occasionnés par leur établissement.

L'augmentation de la population étant d'un intérêt général, l'Assemblée nationale inscrirait au budget une somme de..... destinée à venir en aide aux cantons trop chargés d'impôts. Les conseils généraux devraient agir de même lorsque certaines parties du département seraient moins riches que d'autres. Les communes elles-mêmes pourraient fonder des lits ou donner tous les ans une certaine somme consacrée aux frais généraux de l'asile cantonal.

En consultant une statistique des établissements hospitaliers, nous trouvons qu'il existe en France 1438 hopitaux, hospices et asiles. Les chefs-lieux de département,

---

sueur et de l'eau, nous préférerions un tatouage sur une partie du corps ordinairement couverte par les vêtements. Nous nous demandons si un enfant de 3 à 4 jours pourrait supporter, sans inflammation trop vive de la peau, le tatouage d'un numéro composé quelquefois de plusieurs chiffres. Du reste, dans un grand nombre de cas avec l'aide des parents on pourrait remplacer la chaîne d'acier par une chaîne de métal moins oxydable, or, argent, aluminium, etc.

en possèdent 201. 342 sont situés dans les chefs-lieux d'arrondissement et 895 dans les chefs-lieux de canton.

En faveur d'une œuvre aussi utile et aussi charitable que l'amélioration et la conservation de l'espèce humaine, on ne peut douter que les administrations hospitalières ne soient toutes disposées à faire quelques sacrifices. Elles pourraient, sans inconvénients pour leurs administrés, accorder aux Asiles de l'Enfance, du linge, de la literie, des vêtements ; une partie du matériel impropre au service des adultes pourrait encore servir pour les besoins des enfants ; le personnel et les bâtiments seraient aussi utilisés dans un grand nombre de localités.

Nous sommes persuadé du reste, que l'état ne ferait pas un appel inutile à la charité publique en faveur des enfants ; les dons, les legs abonderaient et bientôt les Asiles de l'Enfance, comme leurs aînés les hopitaux et les hospices, possèderaient terres, fermes et bois. Nous ne voulons pour preuve, de l'intérêt qu'on porte aux enfants dans notre belle France que les résultats obtenus par les différentes œuvres qui s'occupent spécialement de cet âge si intéressant : crèches, salles d'asile, œuvre des petits Savoyards, sociétés protectrices de l'Enfance, œuvre de la Sainte-Enfance, etc., etc. (1). Que ne pourrait-on pas obtenir pour nos enfants, nos compatriotes, l'espoir et l'avenir de la France, quand on voit l'œuvre de la Sainte-Enfance obtenir de si beaux résultats ! Et les

---

(1) En 1845, l'œuvre de la Sainte-Enfance distribuait pour ses protégés, 30,000 francs. En 1855, les offrandes montaient à 607,000 francs. En 1865, à 1,525,000 francs. La seule ville de Paris donnait en 1869 : 73,903 francs, Lyon, 32,781 francs. Pendant l'année désastreuse 1870, la France donnait encore 754,432 francs et les recettes totales de l'œuvre montaient à 1,560,002 francs.

enfants qu'il s'agit de secourir habitent la Chine, la Cafrerie, le Japon ou les îles Sandwich!

Lorsque la France cherchait les moyens de payer la rançon imposée par un vainqueur rapace, il a été proposé plusieurs fois d'établir un impôt dont le seul énoncé avait la propriété d'amener le sourire sur toutes les lèvres.

L'impôt sur les célibataires!! Malgré les critiques des rieurs, qui pourraient bien être en grand nombre partie intéressée dans la question, il nous semble que, en faveur des Asiles de l'Enfance on devrait avoir sérieusement recours à cet impôt. Un grand nombre d'enfants doivent la vie à des célibataires qui ne prennent aucune part aux dépenses et aux soins exigés par ces enfants. Fort souvent ces petits êtres confiés à la charité publique ou aux nourrices *faiseuses de petits anges* meurent dans l'abandon, quelquefois ils souffrent toute leur vie, physiquement et moralement, de la tache qui a souillé leur naissance.

Ne serait-il pas juste qu'un impôt assez élevé fût exigé de ces pères sans enfants qui, ne se sentant pas le courage de supporter les devoirs qu'impose la famille, cherchent à satisfaire leurs appétits grossiers, au grand détriment de la morale, de la société et surtout des malheureux enfants auxquels ils donnent le jour? C'est spécialement à eux que nous répéterons cette phrase d'Alexandre Dumas : *Ce n'est pas tout de donner le jour, il faut donner la vie.*

Enfin la principale ressource des asiles de l'Enfance consisterait dans la cotisation payée par chaque enfant en entrant à l'asile. La population de chaque canton serait divisée en plusieurs catégories, ayant pour base la fortune de chaque chef de famille. Une somme mensuelle variant de 10 à 40 francs, suivant la catégorie à laquelle appartiendrait l'enfant, serait versée par le père ou par l'Etat, quand l'enfant n'aurait pas de famille. Les personnes charitables, les associations de bienfaisance, les communes elles-mêmes pourraient fonder des lits avec affectations particulières comme dans les hôpitaux. Au moyen des différentes ressources que nous venons d'énumérer, il nous semble qu'on pourrait compter sur la prospérité des Asiles de l'enfance.

CHAPITRE IV

Du régime alimentaire des nouveau-nés.

Dans un chapitre précédent, nous avons indiqué les circonstances qui nécessitent l'entrée du nouveau-né dans un Asile de l'Enfance ; puis nous avons fait connaitre sommairement les conditions dans lesquelles l'enfant devrait être placé pour pouvoir supporter l'allaitement au biberon et au lait de vache (1). Afin de compléter ce travail, nous allons tracer les règles à suivre lorsqu'on veut mettre en pratique ce genre d'alimentation.

Nous passerons sous silence tout ce qui touche à l'hygiène, aux vêtements, au coucher, aux soins de propreté, puisque nous n'envisageons ici que la question alimentaire.

(1) Nous n'avons fait qu'esquisser notre projet d'Asile de l'Enfance, nous réservant, si les circonstances nous semblent favorables, de traiter spécialement et beaucoup plus complètement cet important sujet.

Nous diviserons l'alimentation de l'enfant en trois
périodes : la première s'étendant de la naissance au troisième ou quatrième jour ; la seconde commençant au cinquième jour et se terminant à l'apparition de la première
dent ; la troisième comprenant toute la période de la dentition et s'étendant jusqu'à la fin de la seconde année.

Première période. — Après l'accouchement,
l'enfant qui prend le sein de sa mère reçoit tout d'abord
un liquide dans lequel on ne rencontre pas encore tous
les éléments qui constituent le lait, c'est le colostrum.
Ce liquide contient des globules irréguliers, de volume
variable, dont quelques-uns très-volumineux ont l'appa-
rence de gouttes d'huile. C'est, suivant Lassaigne, cette
matière grasse qui rend le colostrum légèrement pur-
gatif.

Cette propriété du colostrum facilite l'expulsion du
méconium (excréments accumulés dans l'intestin de l'enfant pendant le cours de la gestation). Quand l'enfant est
condamné à l'allaitement artificiel, il faut remplacer le
colostrum par une légère infusion d'orge ou de gruau
sucrée avec le miel. Mais si, dans les 24 heures qui suivent
la naissance, on n'est pas arrivé à provoquer la sortie du
méconium, il faut faire prendre à l'enfant trois ou quatre
petites cuillerées à café d'huile d'amandes douces ou de
sirop de chicorée composé.

On recherchera alors la vache dont le lait a le même
âge que l'enfant à allaiter et on fera prendre au nouveau-
né une petite quantité de ce lait coupé avec de l'eau
panée, comme nous l'avons indiqué précédemment. On
devra, pour les premiers jours de la vie, choisir le lait
qui s'échappe tout d'abord de la mamelle de la vache.
Car, contrairement à ce qui se passe chez la femme, le

lait qui s'écoule d'abord dans la traite de la vache, est moins riche en crème (par conséquent en beurre) que le dernier ; il y a souvent à cet égard des différences de plus du double. Le lait déjà secrété s'accumule en effet dans les mamelles de la vache, comme dans une sorte de vase, et la crème y prend, en vertu de sa légèreté, la position qu'elle prendrait dans tout autre récipient.

Le mélange de lait et d'eau panée doit avoir une température toujours uniforme, c'est-à-dire 15 degrés environ pendant l'été et 20 degrés en hiver. Pendant toute la durée de l'allaitement on se rappellera qu'il faut donner du lait vivant et qu'il ne faut jamais l'exposer au feu. Il vaut mieux, si le lait s'est refroidi, donner à l'eau panée une chaleur un peu plus élevée ; par l'abaissement de température qu'amènera son mélange avec le lait, on obtiendra le degré voulu. Quand l'enfant prendra le lait pur et qu'il sera impossible de traire les vaches à l'heure des repas, le lait sera chauffé au bain-marie pour les raisons que nous avons énumérées précédemment.

La quantité de liquide que le jeune enfant doit prendre par repas et par jour a été mathématiquement fixée par le docteur Bouchard, au moyen de pesées faites avant et après les repas des enfants nourris au sein.

Le premier jour l'enfant est faible ; il se trouve encore sous l'influence des fatigues de l'accouchement ; il n'est pas encore fait au milieu dans lequel il se trouve, aussi on se contentera d'administrer à la cuillère environ trente grammes d'eau d'orge ou de gomme. Le second jour, l'assimilation ne se faisant pas encore convenablement, on ne devra donner que très-peu de lait, divisé en dix petits repas. On peut évaluer à 150 grammes la quantité de liquide nécessaire à l'existence. (30 gr. de lait coupé de 120 gr. d'eau panée.)

Deuxième période. — A partir du cinquième jour, on voit l'enfant devenir plus vigoureux ; ses mouvements sont plus vifs ; les repas se font plus promptement ; l'assimilation des aliments est plus complète, et, au septième jour, il a repris le poids qu'il avait à sa naissance. A dater de cette seconde période, il sera inutile de choisir le premier lait de la traite ; l'enfant est presque toujours apte à digérer le lait chargé de tous ses principes.

Vers le quinzième jour, le lait sera coupé avec l'eau panée à parties égales. A deux mois, on pourra donner 3/4 de lait et 1/4 seulement d'eau panée.

Depuis la fin de la première semaine, jusqu'au commencement du deuxième mois, on devra supprimer un repas et arriver progressivement de 500 à 650 gr. de liquide.

Au deuxième mois, sept repas suffisent, chacun d'eux étant d'environ 100 grammes. Vers le troisième mois, le nombre des repas sera le même ; mais chacun d'eux se composera de 90 gr. de lait et 30 gr. d'eau panée, ce qui donne 840 grammes de liquide pour la journée. A quatre mois, l'enfant ne fera plus que six repas de 150 gr., soit 900 gr. pour les 24 heures. Pendant le cinquième et le sixième mois, on donnera le même poids de nourriture ; mais, à partir du sixième mois, si les digestions se font convenablement, on devra donner le lait pur.

Nous devons ajouter que dans les dernières semaines de cette seconde période, certains enfants forts et vigoureux ne trouvent pas dans le lait une nourriture suffisamment animalisée. Il faudra, dans ce cas, couper le lait avec du bouillon de poulet ou une légère décoction de viande de bœuf. Ceci ne doit point surprendre, quand on

voit ce qui se passe chez les animaux. Aussitôt leur naissance, les mammifères herbivores sont nourris par le lait
de leurs mères ; à leurs petits, dont la nourriture se
composera presque exclusivement de graines, les oiseaux
apportent des insectes, petits vers, chenilles, ou leur
dégorgent une nourriture déjà animalisée et à demi-
assimilée par un commencement de digestion.

Troisième période. — Vers le septième ou le
huitième mois, l'enfant éprouve dans toute son économie
des changements profonds.

L'estomac se rapproche de la position horizontale et
acquiert une plus grande capacité ; il en est de même
pour le gros intestin. Les os coxaux, les membres infé-
rieurs se développent ; le système osseux se solidifie ; le
tissu musculaire se fonce en couleur ; le tissu fibreux
acquiert plus de résistance ; les cheveux, d'abord rares,
augmentent en épaisseur ; les ongles deviennent durs ;
enfin, phénomène très-important au point de vue qui
nous occupe, les premières dents apparaissent, amenant
ordinairement avec elles l'appétence pour les aliments
solides et une salivation plus abondante, qui rend les digestions plus faciles et plus complètes.

On peut alors, sans inconvénient, donner aux enfants
de légers potages, composés de substances féculentes
associées au lait.

Comme nous l'avons déjà dit, le potage que nous pré-
férons est une panade préparée avec la mie de pain de
froment, bien cuite et passée au tamis de crin. Nous devons cependant ajouter que, sous l'influence de l'école
chimique moderne, tous les médecins ne sont pas de
notre avis. Les chimistes prétendent que les amylacés ne
se dissolvant pas complètement dans l'eau, ne sont pas

absorbés par le tube digestif de l'enfant, rendent la digestion des matériaux en dissolution plus difficile et sont rejetés en grande partie sans être assimilés. Pour éviter ces inconvénients, on conseille de soumettre la farine de froment à la torréfaction, jusqu'à ce que l'amidon commence à jaunir. Il perd alors 16 à 24 p. 100 de son poids, se transforme en gomme et en dextrine, et devient alors beaucoup plus salubre.

Vers le huitième mois, tout en continuant les repas au lait de vache (900 à 1,000 gr.), on devra donner au milieu de la journée cette panade fort peu épaisse, préparée au moment du repas et légèrement sucrée. La quantité sera d'environ cinq à six cuillerées à bouche.

Au dixième mois, on remplacera le premier repas du matin par une panade semblable, et, si l'enfant n'est pas trop fatigué par cette nourriture, on donnera le soir un troisième potage.

C'est à ce moment que se montrent ordinairement les incisives supérieures succédant aux incisives inférieures; bientôt paraissent les premières molaires. Alors, l'enfant a terminé sa première année ; les organes digestifs accomplissent leurs fonctions avec plus de force et exigent une nourriture plus abondante et plus azotée. On emploie dans cette occurrence le bouillon de bœuf, pour préparer les panades ; on donne aussi, dans la journée, quelques croûtes de pain trempées dans le jus de viande, des œufs, un peu de purée de pommes de terre et de lentilles.

Peu à peu, on diminue la quantité du lait prise dans l'intervalle des repas, et lorsque du 18e au 22e mois, apparaissent les quatre canines, l'enfant arrive à prendre la nourriture ordinaire des adultes. Afin de stimuler l'estomac, on doit joindre à cette nourriture substantielle une petite quantité de vin coupé de deux tiers d'eau pure.

Nous conseillons de continuer l'usage du lait une fois ou deux dans le courant de la journée jusqu'à la sortie des canines, dont l'évolution est la plus périlleuse. En effet, les autres dents ne rencontrent pas d'obstacles à leur sortie, tandis que les canines sont embarrassées par les dents voisines, qu'elles écartent pour se faire place. Si l'enfant devenait souffrant et refusait toute nourriture solide, ce qui arrive assez souvent, on serait fort heureux de retrouver le lait, qui serait facilement accepté.

L'enfant a traversé toutes les crises de la dentition sans avoir suspendu son alimentation ; il touche à sa deuxième année ; grâce au lait de vache donné à doses progressives et dans de bonnes conditions de préparation ; grâce à une alimentation plus substantielle, donnée en temps voulu et par fractions restreintes, les dernières molaires commencent à paraître, et l'enfant peut maintenant se nourrir comme le reste de sa famille.

Alors, l'asile de l'Enfance se sépare de son protégé, qui est fort et vigoureux. Il rentre dans sa famille, et malgré les mauvais traitements qu'il peut avoir à supporter, malgré les soins malentendus dont il aura à souffrir, malgré les écarts de régime dus à l'insouciance des parents, l'Etat comptera dans son sein un citoyen de plus. Celui-ci vivra, grandira et augmentera, dans la mesure de ses forces physiques et intellectuelles, la richesse et la grandeur de sa patrie.

CONCLUSIONS

1° Les obstacles à l'allaitement maternel par suite de maladies de la mère et de l'enfant sont très-rares, relativement au nombre des naissances.

2° L'insouciance des parents et l'amour du bien-être sont des obstacles à l'allaitement maternel beaucoup plus fréquents.

3° Les nourrices *mercenaires sur lieu* constituent le seul bon moyen de suppléer à l'allaitement maternel.

4° Le moins mauvais et le plus pratique des autres modes d'allaitement réside dans l'emploi du biberon et du lait de vache.

5° Des asiles de l'Enfance, surveillés par l'Etat, dirigés par des médecins savants et honorables, entretenus au moyen de fonds spéciaux et recevant tous les nouveau-nés non allaités convenablement, sauveraient un grand nombre d'enfants.

6° La création des asiles de l'Enfance ferait disparaître les *Bureaux de nourrices* avec leur cortége de meneurs, de nourrices voyageuses, de faiseuses de petits anges, sans nuire aux Sociétés protectrices de l'Enfance, aux crèches et aux autres institutions recommandables et si favorables au développement de l'enfant.

Quoi qu'il advienne des idées émises dans ce mémoire, nous ne voulons pas terminer sans nous associer au vœu si philanthropique émis, sur la proposition du docteur Mayer, par le Congrès médical de Lyon, dans sa séance du 22 septembre 1872 :

« *Le Congrès médical de Lyon réclame du gouverne-*
« *ment l'établissement de mesures législatives indispen-*
« *sables à la protection des enfants placés en nourrice*
« *loin de leurs familles.* »

Montmirail, 1ᵉʳ novembre 1872.

TABLE DES MATIÈRES

6023 — Imp. Périn-Legros